Restaurants

François Lavergne

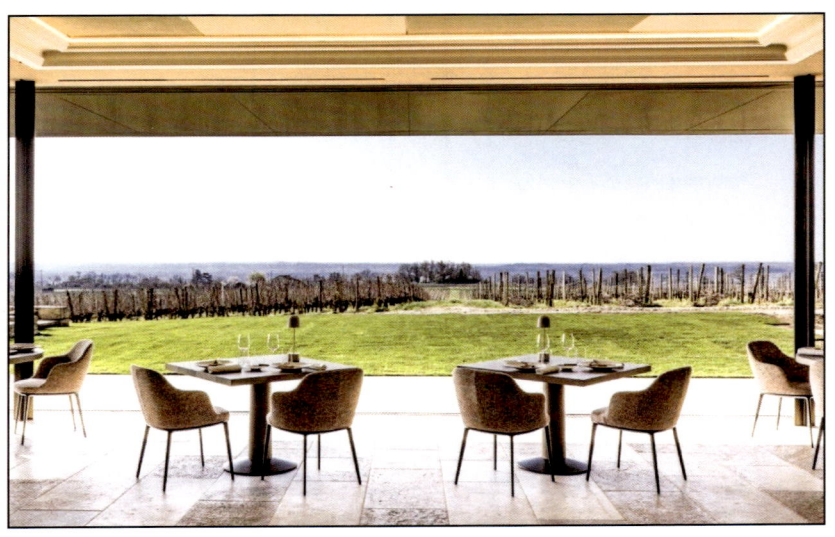

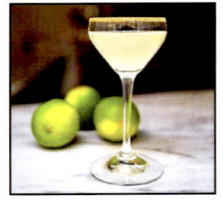

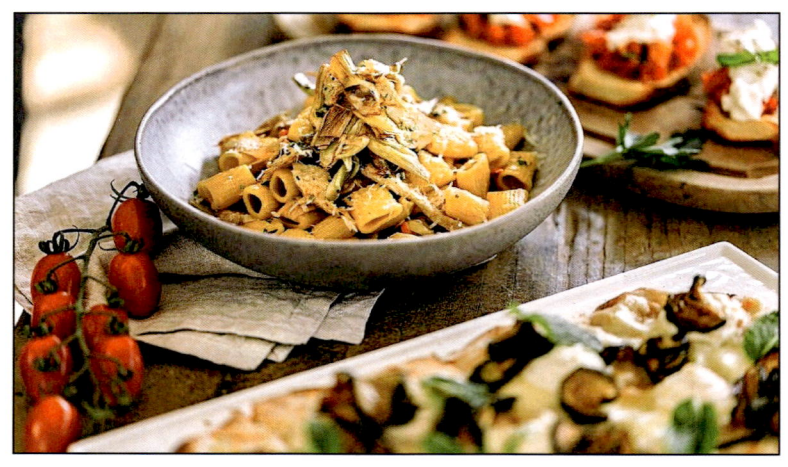

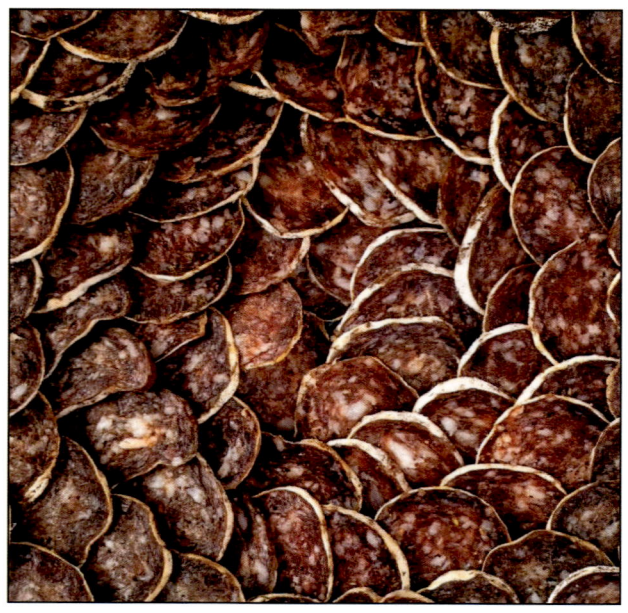

RESTAURANT. Terme de médecine, c'est un remède propre pour donner de la force & de la vigueur. RESTAURATIF. D'Alembert, Diderot. L'Encyclopédie, 1ère édition de 1751 (Tome 14). Restauration : on appelle en Angleterre la restauration ou le rétablissement (restoration), le changement de 1660 par lequel le roi Charles II est rappelé au trône. Après de multiples essais, dix scanners, une plaie ouverte sur le ventre que je tente de soigner seul, on m'annonce que la chimiothérapie ne soigne pas (à l'euthanasie du traitement de six mois vieux de trente ans, je préfère le suicide), et que la radiothérapie me tuera. Peut-on s'occuper de moi ? Suicide parfait : un magnum de champagne, puis finition au rouge, 1, 2, 3, soleil. Un peu de fromage, un peu de foie gras, pour lisser l'estomac. On me propose l'enfer, j'ai choisi le paradis, comme la fin d'Un monde parfait, allongé dans l'herbe, plein de rêves.

Pour ses fleuves de vin (sourate 47), le vin du Christ, de la nouvelle alliance en son sang versé, le sens du sacrifice. Pas celui percé de Longinus. Je ne boirai plus désormais de ce fruit de la vigne jusqu'au jour où j'en boirai nouveau dans le royaume de Dieu. Je cherche saint Pierre qui trahit trois fois Jésus avant le chant du coq, le sauvage, Gallus gallus.

Ne pas confondre avec le Gaulois, Gallus, genre et chef identitaire avant Clovis. Tout le monde me dit : « connais pas Pierre ». Normal, il ne s'appelait pas Pierre et encore moins Peter. Kefa. L'araméen devenu arabéen, le nazaréen, l'arabe. Mahomet parlait la langue de Jésus mais il n'est pas juif. Et puis sept siècles après on ne refait pas l'histoire. Les textes étaient déjà sacrés. Le Coran est une interprétation locale du divin. Parfois maudite comme les chrétiens condamnant. Eux c'est le févoulet, nous le cassoulet. Charles Martel, reviens. Les Arabes nous ont laissé le chabichou, le cabécou, la chèvre du Poitou. Les Sarrasins bien malins des éponymes. La meilleure blague, offrir un boudin à un Marocain, des chapeaux chinois, arapèdes (ce n'est pas une contraction), à Pékin, des melons aux Algériens, un Jéroboam au peuple de Judée. Tout être vivant est une histoire sacrée, y compris l'homme. Tuer le vivant, c'est tuer le sacré. Tuer un enfant parce qu'il est juif. Il n'est pas juif, son obligation est de suivre une loi imposée. Mais il est libre, par définition. Les âmes n'ont pas de religion. Elles sont libres. Mon salut, Marie : évite le développement des nodules de carcinose sur le péritoine pariétal. Ce serait si simple de se soigner à la Betadine. Gastronomie. Essen ein Türke : nom original du croissant.

Hitler aurait trop abusé de Turques dans les toilettes à Vienne. Il passa aux Juifs moins onéreux. Son combat : une bête sauvage déguisée en homme. Loup-garou à moustache, le diable, disaient les prophéties. Commentaire de dégustation : « champagne aux bulles bien ciselées. » Bon vin : Troplong Mondot. En général mon colonel, les millésimes en 5 sont plus fermés, puissants, austères que les millésimes en 6 plus joyeux et chaleureux. Franciscains contre bénédictins. François versus Benoit. Je rentre dans une boutique avec des clients américains. On me demande : c'est pour quoi ? Je réponds : j'ai un frigo dehors, j'habite au quatrième sans ascenseur, est-ce que vous pourriez m'aider à le monter ? Question du soir : Gordonsville en Virginie est l'origine du fried chicken. Pas KFC. J'ai tout misé ce soir sur une ambiance de folie rue Princesse pour la France du Rugby. Les événements de la semaine ont dû plomber l'affaire. La petite folie si belle à voir et chanter, zéro pointé, morne plaine. Comme une onde qui bout dans une urne trop pleine, je vais me prendre un mauvais commentaire. Demain, repos, je dois prendre soin de moi, pas de clients. Fauché par la vie. Commentaire de mon fils : je ne vois pas un de tes sous venir mais que des souvenirs.

CORTEX. Piriforme (*piriformis*) : mémoire associative, images, odeurs, *pine apple - exotic*. L'amygdale (*amygdala*) traite des émotions, agréables, ou non, feeling, l'hippocampe (*hippocampus*) est l'encodage (*codification*) de la mémoire et le rappel des souvenirs, *carved in stone*. Gravé jusqu'à nos tombes.

Aujourd'hui je me sens impuissant, la plaie progresse même si je me sens bien. Je change mes pansements. Depuis dix jours, que de petites difficultés, rien ne progresse, professionnellement faible, financièrement idem. Les miracles ne sont pas possibles, mais un peu de beau temps intérieur ferait du bien. Je ne vois qu'un mur. C'est toujours mieux que le tunnel avec la lumière au fond, passage de l'au revoir. Aucune ambiance hier soir pour cette fête du sport, annonciateur d'une défaite logique. L'hiver arrive, plus d'automne. Plus de croyances. D'où viendra l'espoir ? C'est quoi le moteur de la vie ? Le corps ou l'espoir ? Comment dégommer Poutine, il commence à nous faire un petit Hitler et une petite guerre mondiale ce con, à la russe.

Les gens chiants font de la cuisine chiante. Noms à la con de restaurants tendance à Paris : Tracé, Source, Sphère, la liste est longue.

Revenons à des idées explicites : « Au bon foie gras » ou historiques. J'ai toujours eu quelque chose pour moi par la souffrance. Rien de gratuit. Payer la dette. Je n'ai pas de talent juste du travail. Je vais au fond du puit, je ne mens pas. Je suis donc visible. J'ai déjà triché, mais je ne suis pas bon à ce jeu. Mon seul bonheur : ma liberté. Ma seule fierté : mes deux garçons, si beaux, si tendres, et mon épouse.

NEVEUX. Abû Tâlib père d'Ali qui éduqua le prophète. Ils nous font chier les Iraniens à se prendre pour des Arabes et agir en leur nom de Dieu par Ali. Encore un neveu, Clodoald futur saint Cloud, survivant aux crimes de ses oncles.

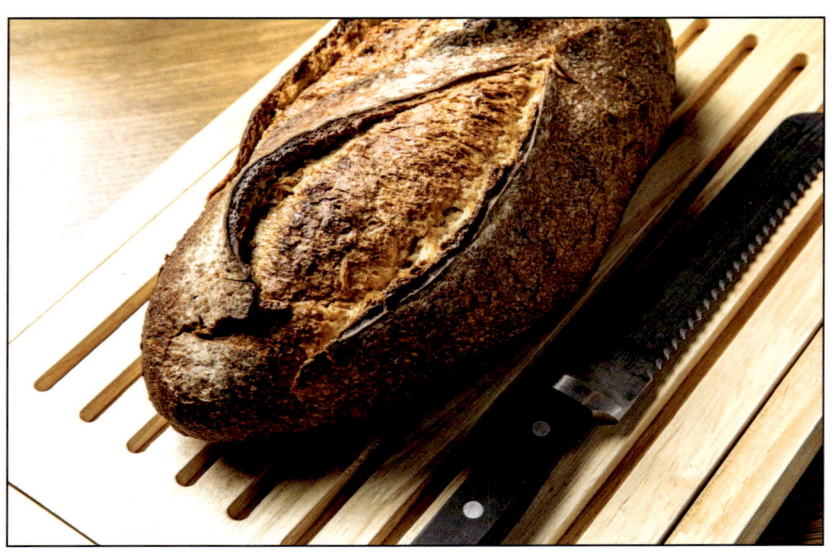

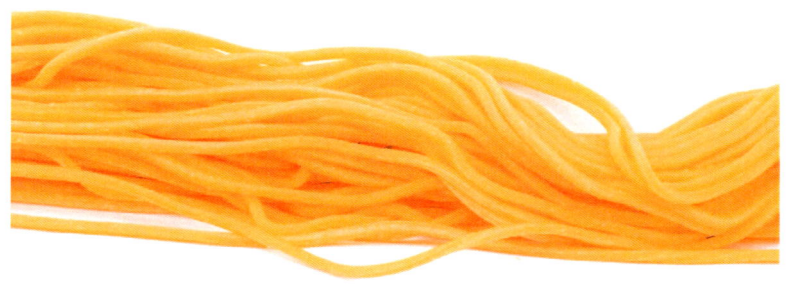

AUJOURD'HUI. Petite journée, acheter des pansements, un petit tour avec des Français, peu de budget, donc plus de blabla. Déjeuner, faire ma lessive (ce qui est interdit à l'homme), sieste d'épuisement, livraison de mon miam-miam à 17h. J'ai bien gagné hier, donc pas d'exploit aujourd'hui. Idem pour demain. Prenons ce que Dieu nous donne.

CHITARRA. Guitare : procédé ancestral utilisé pour la fabrication des pâtes. L'ustensile a des cordes semblables à une guitare. Mon déjeuner du jour, simplement à la meilleure huile d'olive et parmesan 24 mois.

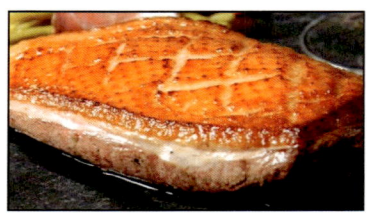

PASSONS. Passons 81 ans. Dagobert arrière-petit-fils de Clovis, le premier enterré à Saint-Denis (639).
C'est la joie de Google d'aller chercher des explications à des phrases mystérieuses. Cela permet de gagner du temps à l'auteur. Taper est long.
JEUNESSE. Bien que née place Royale (actuelle place des Vosges), Madame de Sévigné, comme la noblesse de l'époque, aimait s'évader de la capitale. J'ai fait le chemin inverse de Sucy.
PINTADE. J'aime les pintades, ça détend.
CHAPTAL. 1er mai 1802, l'école dans chaque commune, définition de l'éducation supérieure. Charlemagne a créé les premières écoles (centres d'études) de Paris en 779 dont celle de Saint-Germain-des-Prés. L'Empire c'est 1804. Les lois fondamentales de notre république sont établies pendant le Consulat, génie d'un tyran.
ANIMAUX. Il ne faut pas tuer les animaux pour les manger. Laisse faire ta mère. Le lion. Mange tes steaks de soja, moins d'animaux dangereux dans la forêt. La forêt, le poumon de la terre. Il a un cancer.

DESCARTES. MEMORIAE RENATI DESCARTES, rénovateur de la science. Chapelle Saint-Benoît, Saint-Germain-des-Prés. L'Abbaye est fondée en 558 par Childebert Ier, fils de Clovis et deuxième roi, pour conserver la tunique de saint Vincent. En 542, la tunique tombera entre les mains de Childebert après le siège de Saragosse. L'église ruinée par les Normands est reconstruite juste à l'aube de l'an 1000 (église actuelle est achevée en 1014). C'est ainsi la plus ancienne de Paris. Son rayonnement va bien au-delà des prés et du bourg. La vaste et précieuse bibliothèque des moines devient accessible aux savants du dehors. Les moines font vivre une foire très courue (Marché Saint-Germain actuel). L'abbatiale reconstruite est dotée de trois clochers monumentaux dont un seul nous reste en héritage visible de la rue de l'Abbaye.

CADEAUX. Les cadeaux de Noël. Je vais m'offrir du foie gras. C'est la seule chose qui m'intéresse.

1958. Les Misérables : évite de lire livre. Gabin, Bourvil, Blier, tout est dit.

774. Découverte du fromage de Brie par Charlemagne*.

CROÛTES FLEURIES. « Ce que tu rejettes est le meilleur. » Alors *Charles, qui ne savait pas tromper et croyait ne pouvoir être trompé par personne, suivit le conseil du prélat, mit dans sa bouche de la partie moisie du fromage (penicillium), et la mâchant peu à peu, l'avala comme on fait le beurre ; puis approuvant l'avis de l'évêque, il lui dit : « tu as dit vrai, mon cher hôte. » Eginhard.

PÂTES DURES. Pour les pâtes dures de type comté, beaufort : les bactéries propioniques, à l'origine de leurs arômes fruités lors de l'affinage, modulent l'inflammation et les facteurs de risque de certains cancers digestifs. En consommant une part de 30 grammes par jour, on ingère 30 milliards de bactéries.

VIN BLANC. Depuis quelques jours, j'ai une idée fixe insupportable, boire une bouteille de vin blanc bien minéral. Cela ne passe pas. Mon dernier verre doit dater de janvier. Neuf mois. Je dois être malheureux. Je tiens.

CURIE. Réponse de l'Institut Curie : « à ce stade, nous n'avons malheureusement pas d'autres propositions thérapeutiques que celle proposée et qui est en accord avec les recommandations nationales.

Nous n'avons pas d'essais cliniques disponibles actuellement. » On avance. Quand il pleut à la Saint-Matthieu, fais coucher tes vaches et tes bœufs (21 septembre). Aide-toi, car il me semble, on n'est jamais mieux servi que par soi-même. Et le Ciel t'aidera. Je vais donc me soigner moi-même comme depuis onze mois. Votre éminence scientifique se résume à la qualité d'un slip. Déçu mais réaliste. La plus grande erreur est de penser que l'on peut se soigner soi-même. Mais si on ne vous soigne pas, c'est la seule solution. Rien n'est impossible à la nature libre miraculeuse.

PETIT PLAISIR. Le Bon Marché, premier grand magasin au monde, ouvre ses portes en 1852. 6 fines de claire, bon pain bon beurre, 10.80. Petite soupe de poisson pour la maison.

FEU. Le monde est en feu, les responsables sont ceux qui le provoque. Restons à notre place en conscience. Aimons, aimons, aimons.

ALLAH. Les musulmans n'ont pas le monopole d'Allah. Le mot existait avant Mahomet. Il signifie simplement Dieu. L'Arabe dérive de l'araméen langue de Jésus. Elaha. Dieu. Amen. Et si vous n'êtes pas d'accord, allez vous. Reconnaissance de l'impuissance.

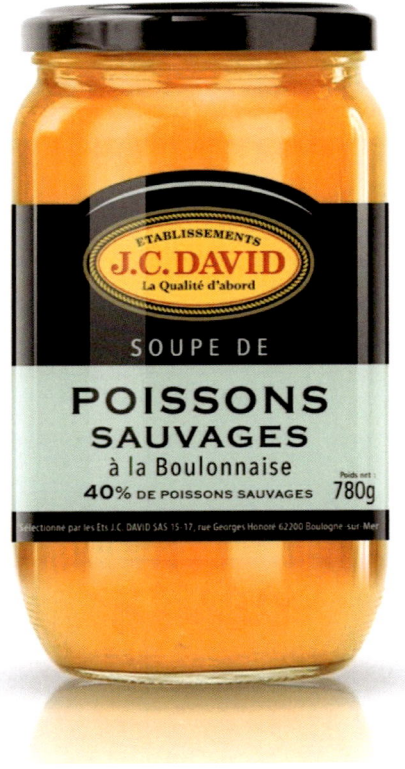

Cela donne des idées pour Noël : foie de lotte, soupe au haddock, œufs de maquereau. J'évite toujours les rillettes.

HUGO. Aimez-vous bien toujours. Il n'y a guère autre chose que cela dans le monde : s'aimer. Il vivait. Il mourut quand il n'eut plus son ange ; la chose simplement d'elle-même arriva, comme la nuit se fait lorsque le jour s'en va.

POMPON. *Proposition thérapeutique en accord avec les recommandations nationales.* L'innovation est là. Comme à la cantine, même menu pour tout le monde même si tu n'aimes pas les choux. J'aime me répéter pour que tout soit clair. On vous propose donc un traitement pour six mois qui ne soigne pas, ça vous va ? Vous aurez des effets secondaires, mais ne vous inquiétez pas on vous donnera des médicaments pour cela. On vous a déjà opéré donc on ne peut plus. La radiothérapie ? Elle vous tuera. Vous avez des solutions ? Non. Merci docteur ça fait plaisir d'être compris et accompagné. Est-ce que je peux faire un don, ça me fait plaisir ? Ou je vous invite à la maison. Un couscous ça vous va ? Nom de Dieu.

COMMENTAIRE. Commentaire à la con, note de 4/5 : « j'aurais souhaité choisir le plat du bistro et savoir le nom de ce bistrot et des cavistes, car je ne les retrouve pas sur internet. » Faut se décider, t ou pas t ? Thé ou pâté ?

Plus positif du commentaire : « j'ai été satisfaite de cette balade calme dans le 6ème. Et tout ouïe pour la "conférence" sur l'histoire du quartier par François. J'ai dégusté l'ensemble des mets et vins avec bonheur. » Donner des truffes aux cochons. J'en suis lassé. Alimentaire.

INDIEN.
Ce soir j'ai envie de manger indien. Il faut que je retente Just Eat. Fatigué des Basques (Uber est basque). Au bout d'un moment, on ne sait plus trop quoi mettre dans un livre. Sous la pluie, ils continuent à chanter c'était Loli, c'était Lolo, c'était Lola. Il faut avoir le moral.

Pour les touristes c'est râpé pour quelques temps. Cinquième évacuation du château de Versailles en six jours. Les médias internationaux en raffolent. Il va falloir que je trouve une autre activité, bien au chaud, ou à la campagne. Prier ne paye pas.

SOUMISSION. Est-ce que l'islam pourrait enfin éduquer ses brebis ? Et les Juifs apprendre de leurs erreurs ? Dire Dieu dans toutes les langues c'est comme dire maman. On ne tue pas Dieu, c'est pas bien. Dieu est grand et toi tout petit. Tu ne le mérites pas.

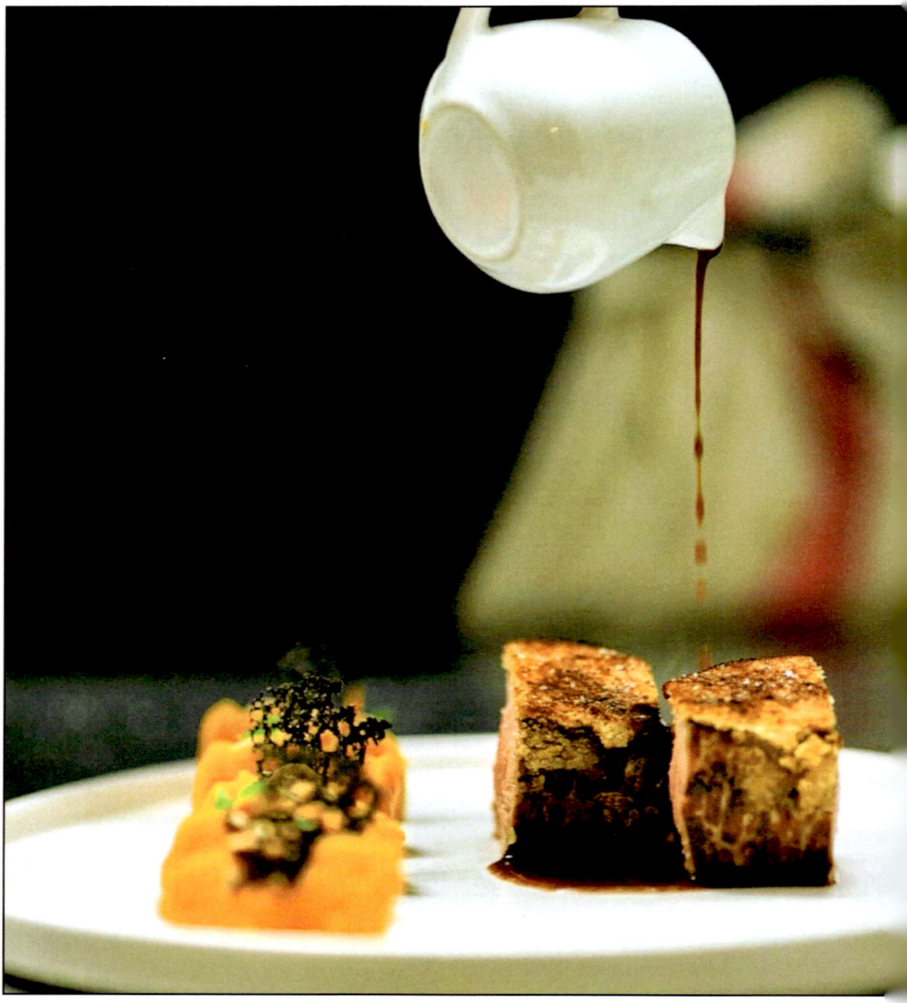

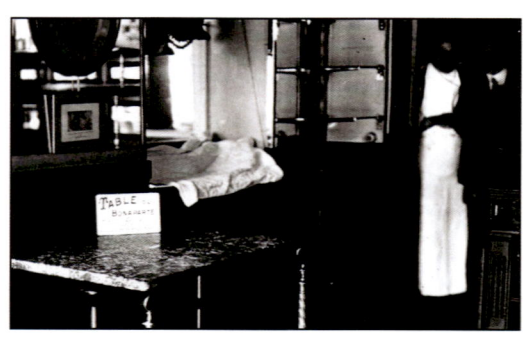

PRIX CURIE. *La signataire de ma lettre a reçu le prix Curie 2022. J'en suis honoré comme le saint. Pas d'essais cliniques, c'est encourageant pour le sens de la recherche. On reste sur l'acquis ? Pas moi. J'en suis à Betadine x comté. La science progresse. Il me reste la photothérapie dynamique (PDT), traitement destiné à détruire des tissus pathologiques. Cette technique présente l'avantage de préserver les tissus sains et d'éviter un geste opératoire. La PDT repose sur l'utilisation d'un agent photosensibilisant placé au contact de la tumeur (sous forme de crème) puis activé par une source de lumière. L'activation de la molécule conduit à la destruction de la lésion cancéreuse. Test le 6 novembre dans ma campagne. Mon médecin de Martel est le seul à m'avoir proposé quelque chose, alors je tente.

Un médecin traitant qui lui propose des traitements. D'ici-là, tentons de ne pas mourir.

BONAPARTE. Bonaparte y jouait (mal) aux échecs avant sa gloire : plus ancien café de Paris avant le Procope, café de la place du Palais-Royal rebaptisé café de la Régence en 1715. Aujourd'hui le service y est délicieux.

JAPON. Le Japon c'est l'inverse de l'islam. Les femmes mariées y ont tous les droits. L'homme ne compte pas et n'a pas de droits sans autorisation. En tous les cas, chez moi c'est comme ça. Elles en profitent, le divorce n'existant pas. La compassion c'est seulement dans les livres. Par contre mariées à l'étranger, l'affaire se corse. Les droits ne sont plus les mêmes. Sauf chez moi. Il est plus facile d'attaquer un hamster en cage qu'un lion dans la savane. Résumé de nos discussions de la semaine : mercredi, moi : « désolé mais mes draps ne sont pas encore secs. » Crise. Vendredi, elle : « je peux laver ton pantalon ? » Moi : « je l'ai lavé aujourd'hui. » Débat clos, à la semaine prochaine. Mais je pardonne.

AMBIANCE. Un peu d'ambiance enfin ce soir de ces jours moroses, les Anglais sont en face rue Princesse comme au bon vieux temps des bonnes guerres. On avait espoir d'une grande fête pour cette coupe du monde, mais l'hiver est arrivé. Juste le premier match à retenir. C'était le 8 septembre, nous sommes le 21 octobre. Tout le monde a perdu d'un point, Irlande, France, Angleterre. Pas favorisés par l'arbitrage et l'ambiance délétère. Plus tôt ou Qatar ?

MORAL. Dès que j'ai une relation avec le corps médical, je plonge. J'en ai au moins pour deux-trois jours pour me remettre. Mon corps se délite, je régresse, je tombe. Moi je joue le jeu, le bon élève, eux non. Par définition, on ne peut pas avoir raison contre le corps médical. Ils vous le font savoir, et payer, lèse-majesté.

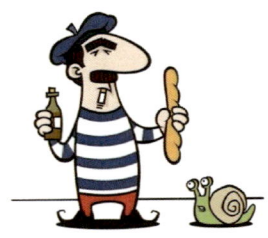

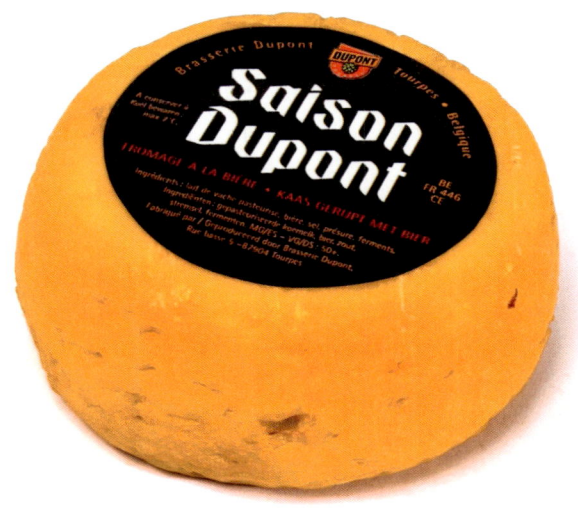

MUSULMANS. Ce sont les musulmans qui ont souffert le plus des crimes de leurs extrêmes. L'obscurantisme médiéval, normal ils ont commencé leur histoire avec un certain temps de retard. Nous ne sommes qu'en 1455. Colomb, pas Gérard le lion à deux ailes, n'a pas traversé l'Atlantique. La guerre de Cent Ans prend fin en 1453 (histoire de Castillon), date de la chute de Constantinople et des débuts de l'imprimerie (première Bible éditée). Ils n'en sont ainsi qu'à l'an 2 du monde moderne. Ils sont donc pardonnés. GS maternelle grande section. Vomissures de l'argent sale qui rend, des grands corps malades qui slament : « yeah yeah man t'as l'IBAN, est-ce beau là ? »

EXUTOIRE. J'avais décidé de ne plus écrire, je n'avais plus rien à dire. Mais ces trois dernières semaines et cette seule solution thérapeutique proposée m'afflige quand elle signée par un prix Curie, chère docteur Pauline Vaflard. Savoir réviser c'est tenter de découvrir de nouvelles petites choses qui plus tard seront peut-être reconnues essentielles, et consignées comme la première croûte de Charlemagne contée par un très proche et qui m'a renversé d'émoi. La découverte des propriété antibactériennes des penicilliums justifie la nécessité du temps pour la science. Brie ou pas brie compris.

CANCER. Je suis cancer de naissance, je serai cancer de mort. Je serai rappelé en temps et en heure, à moi de ne pas dilapider le temps restant et d'œuvrer décemment à ma santé et à celle des autres.

ERNEST DUCHESNE 1897 : « la question de la concurrence vitale n'a bien été étudiée jusqu'ici que pour les êtres supérieurs, animaux et végétaux. Il n'est pas sans intérêt de voir si chez les infiniment petits cette lutte pour l'existence n'existe pas aussi, et nous avons pensé qu'on pourrait peut-être en tirer des notions utiles à la pathologie et à la thérapeutique. » Il suffit de ne pas jeter la question par-dessus la jambe des recommandations nationales en 2023 et de minimiser les annonces des spots télé sur la beauté de notre science. Depuis le vaccin, nous savons œuvrer hors précipitations de guerre sur l'ARN pour contrôler l'expression de protéines nuisibles. Alors j'attends une réponse décente. Oncogène KRAS, protéine de la famille RAS qui stimule la croissance des cellules cancéreuses. Toutes les protéines KRAS ne sont pas identiques. De nombreuses formes mutées peuvent être retrouvées dans la cellule. Je suis KRAS non G12C. Précisez SVP.

MESSAGE. Message envoyé au laboratoire Boehringer Ingelheim en France : « merci de m'orienter, je suis un peu dépourvu face aux propositions thérapeutiques limitées incompatibles avec mon état de santé. » Empêcher l'activation de KRAS en bloquant la protéine SOS1. « KRAS ne peut pas fonctionner sans SOS1. » C'est ce qui est annoncé. Mes soins ne progressent pas, ma connaissance si. Mort mais moins con.

HÔTEL DE L'INDUSTRIE. La Société d'encouragement pour l'industrie nationale est une association fondée en 1801 (première association de France) par les trois consuls, Bonaparte, Cambacérès et Lebrun (le consulat à vie est de 1802). Chaptal, ministre de l'Intérieur est son premier président. Rue Saint-Dominique. En 1803, une nouvelle adresse est trouvée à l'hôtel de Boulogne, rue du Bac. Depuis 1852, 4 place Saint Germain-des-Prés, lieu d'entraînement des mousquetaires notamment. Je vous passe l'histoire des frères Lumière, du phonautographe d'Édouard-Léon Scott de Martinville (première voix humaine enregistrée), des deux frères Montgolfier (en 1783 premier vol d'un être humain) dont l'un fut un des fondateurs de la Société en 1801, premier bureau de copyrights au monde.

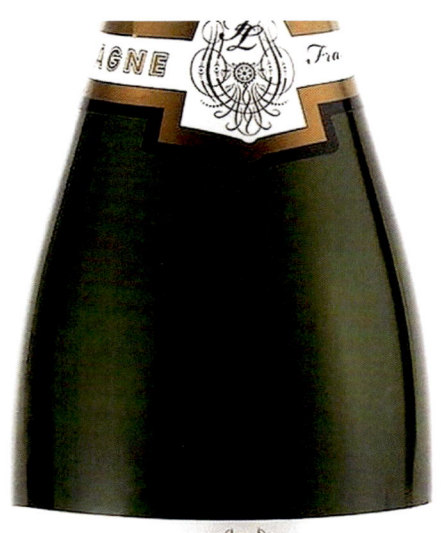
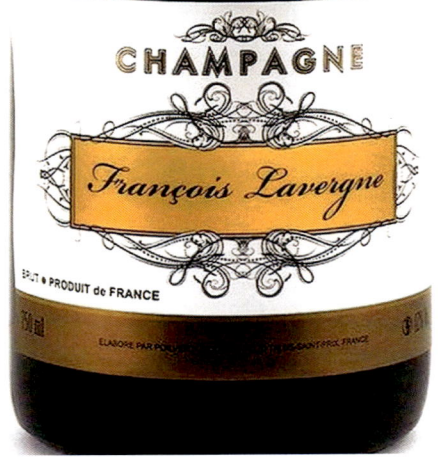

S'il ne doit rester qu'une seule chose :
le plaisir

Milton Keynes UK
Ingram Content Group UK Ltd.
UKRC032024110724
445554UK00005B/15